AF377276

Dr A. ARNAL

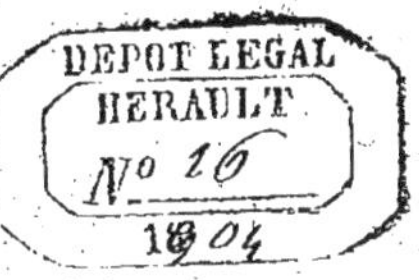

De la Toxicité des Viandes

De celle de porc en particulier

Faut-il empêcher la consommation de cette dernière pendant l'été ?

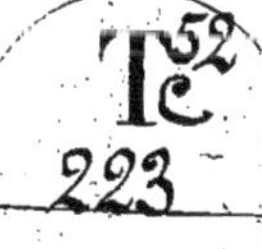

MONTPELLIER

G. FIRMIN, MONTANE ET SICARDI

DE

LA TOXICITÉ DES VIANDES

DE CELLE DE PORC EN PARTICULIER

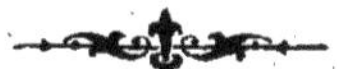

Faut-il empêcher la consommation de cette dernière

pendant l'été ?

PAR

A. ARNAL

DOCTEUR EN MÉDECINE

EX-EXTERNE PROVISOIRE DES HÔPITAUX
EX-AIDE D'ÉLECTRO-THÉRAPIE ET DE RADIOGRAPHIE
EX-PRÉPARATEUR D'OBSTÉTRIQUE

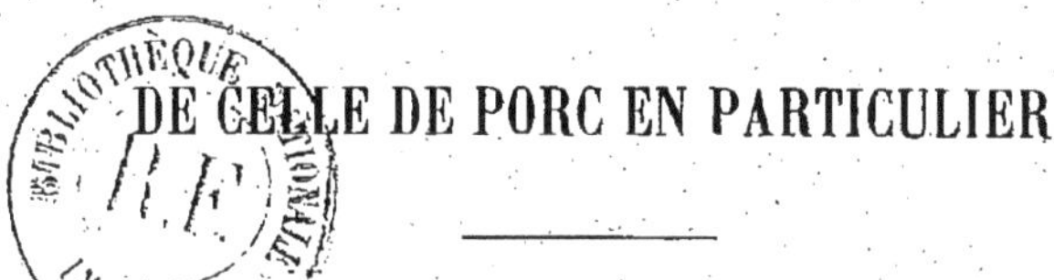

MONTPELLIER

IMPRIMERIE G. FIRMIN, MONTANE et SICARDI

Rue Ferdinand-Fabre et quai du Verdanson

1903

A MON PÈRE

A MA MÈRE

A. ARNAL.

A MES AMIS

A MON PRÉSIDENT DE THÈSE

M. LE PROFESSEUR BERTIN-SANS

A. ARNAL

A M. LE DOCTEUR LAFORÊT

A MM. LES DOCTEURS MAS ET CAVALERSKI

A. ARNAL.

Arrivé au terme de nos études, nous sommes heureux d'exprimer ici notre profonde reconnaissance à tous ceux qui, par leurs leçons, leur exemple, de près ou de loin, nous ont aidé et encouragé.

Que tous nos maîtres de la Faculté de Montpellier acceptent notre vive gratitude ; qu'ils reçoivent aujourd'hui le témoignage de notre très grande et très respectueuse admiration, comme un hommage bien sincère rendu à leur enseignement savant et dévoué.

Que M. le Professeur Henri Bertin-Sans qui, après nous avoir donné l'idée de ce travail, a bien voulu accepter la présidence de cette thèse et nous guider dans le chemin que nous devions suivre pour mener à bien la tâche que nous avons entreprise, considère cette dédicace comme un hommage bien respectueux de notre vive sympathie.

INTRODUCTION

Les intoxications par l'absorption des viandes ont, depuis quelque dix ans, attiré l'attention des médecins et des hygiénistes. Au début, on a résolu la question d'une façon toute simple, trop simple même : on a dit que les accidents étaient dus à la présence de leucomaïnes, toxines qui se produisent dans tout organisme vivant, et de ptomaïnes, toxines qui se produisent dans les organismes en décomposition. Les leucomaïnes ayant été écartées dès le début, il est resté les ptomaïnes. Par conséquent, la toxicité des viandes était rapportée à la fermentation, à la putréfaction, et les microbes incriminés se rangeaient dans le groupe des proteus et de tous les microbes anaérobies de la putréfaction. Aujourd'hui, depuis quelques années, les choses sont changées : les nouveaux procédés de laboratoire pour la microbiologie ont permis d'isoler des germes d'où vient tout le mal, je veux parler du genre coli-bacille et de quelques streptocoques et staphylocoques. Nous ne nous occuperons exclusivement que de la toxicité des viandes ; nous laisserons de côté les épizooties qui se transmettent directement de l'homme à l'animal : morve, ladrerie, tuberculose, charbon, etc., etc. Toutes ces maladies ne rentreront pas dans le cadre de notre travail.

x

Après avoir énuméré les diverses viandes toxiques, nous résumerons les différents travaux, soit français, soit étrangers, concernant la microbiologie de ces mêmes viandes.

Nous exposerons après les différentes causes qui augmentent leur toxicité en été et les moyens prophylactiques propres à éviter tout accident, et nous terminerons par une enquête que nous avons faite dans les principales villes du midi de la France et du nord de l'Algérie pour savoir si la viande de porc doit être proscrite, ou, au contraire, livrée à la consommation pendant l'été.

LA TOXICITÉ DES VIANDES

DE CELLE DE PORC EN PARTICULIER

Faut-il empêcher la Consommation de cette dernière pendant l'été ?

On entend sous le nom de viandes insalubres, des viandes qui ne répondent pas au but que l'on demande à un aliment, c'est-à-dire celui de réparer les pertes que subit incessamment l'organisme, et qui, au lieu d'apporter des substances nutritives et facilement digestives, produisent soit des infections, soit des intoxications.

Dans ce chapitre nous allons passer en revue les viandes qui entrent dans cette catégorie.

Les viandes fiévreuses arrivent en premier lieu. Ce sont celles qui proviennent d'animaux malades ou ayant succombé à la suite d'une maladie inflammatoire. Dans le premier cas, les sujets sont malades, mourants ; dans le second cas, ils sont crevés.

La fièvre se manifeste sur l'animal vivant par une élévation de la température. Elle résulte d'une infection de l'organisme par des produits de nutrition, soit microbiens, soit élaborés par l'organisme même.

A côté de ces produits usés, A. Gauthier a découvert des poisons violents appelés leucomaïnes : ce sont des poisons de l'organisme vivant. Quand l'animal est mort, il se forme par fermentation anaérobies, des toxines appelées ptomaïnes. Par conséquent, il faudra se méfier de la viande d'animaux malades. Ces viandes dégagent une odeur caractéristique, que l'on a appelée fiévreuse, et qui ressemble à l'odeur de l'haleine des fébricitants.

Certaines affections graves donnent aux muscles une teinte d'un gris terne, lavé, passant vite au contact de l'air à une couleur rouge pâle, d'où les noms de « viande cuite, viande saumonée ».

Les séreuses, plèvres et péritoine sont livides, plombées, notamment sur les parties charnues du diaphragme. Il n'est pas rare de rencontrer les signes de l'hypostase cadavérique : ce sont des teintes violacées, limitées à un point des plèvres costales, ou bien des suffusions sanguines sous l'épaule, ou encore ce sont des lividités qui laissent à nu l'ouverture des gros vaisseaux. Le sang est plus fluide et se coagule plus facilement. La graisse est souvent injectée, les ganglions hypertrophiés, hypérémiés; la moelle osseuse est plus foncée. Tels sont les signes qui caractérisent une viande fiévreuse.

On considère aussi comme insalubres les viandes surmenées.

Ces viandes ont un aspect particulier : extérieurement, elles attirent les regards par leur couleur plus rouge, plus foncée que d'habitude. Le muscle est brun, noirâtre; incisé, il donne la sensation d'une masse élastique, gommeuse, collante, non seulement à la lame du couteau, mais encore aux doigts. La fibre est sèche, sans sérosité, sans jus. En même temps, se perçoit une odeur aigrelette, éthérée; le tissu spongieux des os est foncé; la moelle osseuse, hémorragique; les ganglions et la graisse injectés.

Les veines sont gorgées de sang noir, de caillots. Parmi les causes du surmenage, on peut citer les longs parcours maritimes ou en chemin de fer. Quelquefois, avant l'abatage, les animaux se débattent, s'échappent et ne sont tués qu'après des courses furieuses. Les viandes surmenées sont sujettes à s'altérer avec rapidité, par suite d'une saignée incomplète et du séjour un peu trop prolongé des viscères dans les cavités.

Elles contiendraient, d'après Liebig, dix fois plus de créatine que celles des animaux tués dans le repos ou à l'étable; elles renferment, en outre, des produits de désassimilation provenant de la destruction des éléments cellulaires. Roser cite le cas d'un chevreuil pris au piège et se débattant toute la nuit, qui procura des symptômes d'entérite, avec un décès.

L'extrème jeunesse des animaux peut aussi provoquer des accidents; aussi y a-t-il une réglementation dans beaucoup de pays ou de localités : ainsi les veaux sont sacrifiés au minimum de quatorze jours en Saxe, en Bavière, à Zurich, etc.; de quinze jours à Neuchâtel; de dix-huit jours à Lucerne; de vingt jours en Alsace; de trois semaines en Autriche; de quatre semaines au Wurtemberg; de quarante jours à Nice, à Saint-Quentin; de six semaines à Paris, à Arras et de soixante jours à Marseille et Draguignan.

Outre que ces viandes jeunes peuvent devenir pour les microorganismes d'excellents bouillons de culture, elles sont molles, gluantes, gélatineuses, insipides et quelquefois même répugnantes. Dépourvues de valeur alimentaire, elles se putréfient rapidement.

Si les viandes jeunes sont quelquefois impropres à l'alimentation, il en est de même des viandes vieilles. Il existe beaucoup de divergences à ce sujet : ainsi, en Allemagne, il y a certaines villes où l'on tolère des boucheries spéciales « freibanck » dans lesquelles les viandes maigres sont vendues cuites à un bas prix ; tandis que d'autres les excluent énergiquement de leurs marchés.

Parmi les viandes maigres, il y a plusieurs catégories. Il y a d'abord la maigreur physiologique, qui ne nous intéresse pas, telle que la viande des bêtes de travail ; mais il n'en est pas de même pour les atrophies cachectiques. Dans la cachexie aqueuse, de même que dans l'entéké du mouton, le tissu conjonctif intermusculaire est infiltré, gélatineux ; les muscles émaciés, flasques, décolorés ; la carcasse mouillée, froide au toucher ; la graisse complètement fluide ; enfin l'économie sue l'eau de toutes parts.

Les hématuries peuvent aussi cachectiser les animaux par anémie profonde : ces viandes sont blanches, blafardes ; les os ont une teinte d'ivoire. Enfin dans les degrés extrêmes de cachexie, soit due à l'inanition accidentelle, soit due à des maladies chroniques, la moelle osseuse a la consistance et la couleur de la vaseline. Partout où la graisse doit être présente, elle est remplacée par une bouillie jaunâtre.

Après avoir passé en revue la plupart des viandes malades, nous devons faire mention de celles qui peuvent être saines, mais qui sont conservées dans la glace. Inutile de vanter ici ce procédé qui a fait ses preuves. Voici le rapport que M. de Freycinet, ministre de la guerre, fit en 1891 au Président de la République :

« Il est acquis aujourd'hui que la viande congelée à
» une basse température peut, même après une longue
» durée, être substituée à la viande fraîche débitée ; qu'en
» cet état, elle a toutes les propriétés de la viande ordi-
» naire. Il est démontré, en outre, que des distributions

» de cette viande peuvent se faire, même sans précau-
» tions, à des distances du magasin frigorifique répon-
» dant à des durées de transport de deux jours à deux
» jours et demi par les plus grandes chaleurs. »

Les viandes congelées sont bonnes : c'est un fait uni-
versellement reconnu. Cependant si on les garde, après
les avoir dégelées, plusieurs jours à la température ordinaire, des modifications se produisent. Au bout de trois
à quatre jours, la graisse devient d'un jaune terne ou d'un
jaune ocre. La couleur intérieure de certains muscles est
d'une teinte foncée, lie de vin, brune chocolatée par place ;
si l'on attend davantage encore, la viande deviendra pois-
seuse et aura l'odeur de relent. A ce moment, apparaissent des champignons (Aspergillus, Mucor, Penicilium).
La viande devient alors insalubre,

Nous en avons fini maintenant de l'énumération des
diverses viandes que l'on appelle insalubres et que les
vétérinaires saisissent. Nous devons à présent passer en
revue les différents microorganismes que l'on a pu trou-
ver, soit dans des viandes malsaines, soit dans les autopsies de sujets ayant mangé de leur vivant de ces sortes
de viande.

MICROBIOLOGIE

I

Le travail le plus important en même temps que le plus ancien sur la bactériologie des intoxications par la viande est celui qui a été fait par Gartner, en 1888, et par Frankenhausen.

Cinquante-huit personnes mangèrent de la viande provenant d'une vache malade qui présentait des symptômes graves de diarrhée.

A l'autopsie de la bête contaminée, on ne remarquait que des taches rouges, par places, sur les intestins. La viande, ayant l'aspect normal, fut déclarée propre à la consommation. Ces cinquante-huit personnes, qui avaient consommé de cette viande crue, simplement assaisonnée, furent toutes malades. Une d'entre elles mourut.

Les accidents apparurent deux heures après l'ingestion. Ils se manifestèrent par des vomissements, des diarrhées, des vertiges, de la somnolence. La mort survint trente-six heures après. A l'autopsie de la personne qui succomba, l'intestin grêle était enflammé, les plaques de Peyer tuméfiées.

Gartner put isoler une bactérie qu'il trouva dans la

rate de la victime et dans la viande qui n'avait pas été consommée.

En voici la description :

« Courts bâtonnets dont la longueur est double de la
» largeur, souvent réunis par deux, plus rarement par
» trois et plus, agglutinés par une substance muqueuse ;
» les microbes sont mobiles et présentent de quatre à
» huit cils placés sur les extrémités et sur les côtés. Ils
» ne prennent pas le gram. Sur gélatine, ils présentent
» des colonies rondes, grisâtres, granuleuses, se teignant
» en jaune au centre à la longue ; la gélatine n'est pas
» liquéfiée. Sur gélose, à trente-cinq degrés, ils poussent
» et, en quarante-huit heures, toute leur surface est
» recouverte d'une couche d'un gris jaunâtre. Ce microbe
» ne donne pas la réaction de l'indol et ne coagule pas
» le lait. Les injections intrapéritonéales ou sous-cuta-
» nées tuent en quelques heures les lapins, les cobayes
» et les souris. A l'autopsie, les symptômes sont toujours
» les mêmes : rougeur et gonflement de la muqueuse
» intestinale, petites hémorragies quelquefois dans les
» plèvres et le péricarde. Le bacillus enteritidis produit
» un poison spécifique, une toxine : les bouillons de cul-
» ture, stérilisés ou virulents, tuent les animaux avec les
» mêmes symptômes que les bacilles vivants. Cette toxine
» joue le principal rôle dans l'intoxication par les vian-
» des. »

Karlinski, en 1886, retrouve le même bacille dans un cas d'empoisonnement par de la viande séchée (viande desséchée par la simple exposition à l'air que l'on vend en Herzégovine sous le nom de « suche mieso »). A Stolbez, un paysan consomme quatre cents grammes de cette viande ; il est pris, deux heures après, de maux de tête, de diarrhée, de vomissements acides et sanguinolents ; il a le pouls faible, la température élevée, le ventre douloureux et rétracté et la pupille dilatée. Karlinski ensemence les matières rejetées sur des plaques de gélatine et constate la présence du même bacille que celui décrit par Gartner. L'inoculation dans le sang de deux jeunes chèvres et d'un jeune mouton, d'une petite dose de cette culture, provoque, chez ces trois animaux, de la diarrhée, une dépression générale et la mort au bout de cinq jours. Dans le sang et dans les organes internes, on retrouve le même bacille en culture pure et l'on obtient sur gélatine de nombreuses colonies.

En 1889, à Cotta, éclate une épidémie occasionnée par la viande d'une vache atteinte de mammite ; il y eut quatre décès.

Gartner et Johne, après examen de la viande incriminée et des organes des victimes, trouvèrent, le premier, dans la viande, dans le contenu de l'estomac, dans le sang du cœur et dans la rate des deux personnes mortes, le bacillus enteritidis, et le dernier, dans la viande, les deux microbes qu'il décrit ainsi :

« Deux microorganismes différents : une bactérie courte
» et un gros coccus, qui donnent sur gélatine des colo-
» nies brunâtres, ayant, par leurs caractères morpholo-
» giques et de coloration, la plus grande ressemblance
» avec l'enteritidis. L'absorption de la viande crue ou de
» la viande mélangée à des cultures pures passées à
» l'étuve ne produit aucun résultat chez le chien. Au
» contraire, les souris blanches sont tuées aussi bien par
» l'absorption que par l'injection sous-cutanée de cultu-
» res pures, ainsi que par l'ingestion des cadavres des
» souris d'expérience. Les bactéries se trouvent en cul-
» ture pure dans le sang du cœur des souris. »

Gaafky et Paak, en 1890, signalent une espèce assez

semblable dans un cas d'empoisonnement par des saucissons crus. La viande incriminée est inoculée sous la peau d'un lapin, d'un cobaye et d'une souris ; tous ces animaux meurent et l'on trouve à l'autopsie :

« Des microbes très mobiles, le plus souvent deux fois
» aussi longs que larges et ne prenant pas le gram. Ces
» microbes, qui se développent facilement sur gélatine,
» donnent des colonies analogues à celles du bacille
» d'Eberth ; sur agar et sur sérum on a une couche d'ap-
» parence muqueuse ; dans le bouillon peptonisé, on
» observe un trouble et un dépôt ; sur pomme de terre,
» la culture est tantôt discrète et tantôt abondante, jaune
» grisâtre ou jaune rougeâtre. Le lait n'est pas coagulé
» et la réaction de l'indol fait défaut. Ces microbes sont
» très pathogènes pour la souris, le lapin, le cobaye et
» le singe ; le chien et le chat sont plus résistants, le porc
» est réfractaire. Les cobayes, les souris et les singes
» s'infectent facilement par la voie digestive. La mort
» survient après un temps variable à la suite de paralysie
» du train postérieur et d'une diarrhée intense. À l'autop-
» sie, on constate les lésions d'une entérite hémorragi-
» que étendue et souvent des abcès dans la rate. L'ébulli-
» tion détruit la toxicité des cultures. »

Van Emmergen isola aussi un microbe qui ressemble beaucoup au bacillus enteritidis, bien qu'en différant par quelques détails, et qui fut retrouvé encore par Kaensche à Breslau et par Herman à Sirault.

L'épidémie avait été causée par l'ingestion de la viande d'un veau atteint de pneumo-entérite septique ; elle causa la mort de deux personnes. Des microbes furent trouvés dans la moelle des os du veau incriminé, ainsi que dans le foie, la rate et les matières intestinales des deux victimes.

« Ce sont de courts bâtonnets mesurant 0,6 à 1,5 p de
» long sur 0,3 à 0,5 p de large, peu épais, groupés
» généralement par deux et entourés d'une auréole claire.
» Ils ne prennent pas le gram. Mobilité moins grande
» que celle du bacille d'Eberth. Quatre à huit cils,
» assez longs, implantés sur tout le corps cellulaire,
» faciles à colorer, donnant en colonies des taches gri-
» sâtres, de 2 à 3 millimètres de diamètre, à bords peu
» découpés, faiblement irisés et d'aspect sec. Réaction
» de l'indol absente avec ou sans addition de nitrate de
» potasse. Pour les cobayes, les lapins et les souris, ces
» bactéries sont pathogènes, soit par la voie sous-cuta-
» née, soit en injection intrapéritonéale, intraveineuse
» ou stomacale ; mort avec inflammation intestinale pré-
» cédée de diarrhée abondante et fétide. La toxicité n'en
» est pas détruite par la stérilisation des cultures du
» bacille. »

Ainsi qu'on le voit, ce bacille se rapproche par bien des
caractères du bacterium coli.

En 1895, survint à Gand un empoisonnement par des
saucissons qui avaient été mangés crus et qui étaient
composés de viande de porc et de viande de bœuf. L'auteur de la *Revue d'Hygiène* (septembre 1896) trouva des
microbes dans quatre des saucissons saisis, dans le foie,
la rate, les reins d'une personne morte et dans les excré-
ments d'un singe à qui on avait donné de ces saucissons
et du foie, de la rate d'animaux d'expérience infectés par
cette viande.

« Petite bactérie à extrémités arrondies, légèrement
» plus longue que large, se décolorant par le gram. Le
» centre de la bactérie ne se colore pas toujours dans les
» cultures jeunes. Dans les organes, sur les coupes,
» bacilles courts, incomplètement colorés, ressemblant

» au bacille typhique. Quatre à huit cils assez longs,
» donnant une assez grande mobilité. Réaction de l'indol
» absente, même dans les cultures anciennes. Lait jamais
» coagulé. En bouillon alcalin, trouble rapide et général,
» pellicule se désagrégeant rapidement, pas d'odeur
» fétide. Des expériences sont faites avec les organes de
» la personne morte sur le cobaye, le lapin, la souris, le
» chien. Un singe à qui on donne du saucisson incriminé
» meurt en cinq jours, après diarrhée très fétide et
» urines albumineuses. A l'autopsie, gastro-entérite in-
» tense, dégénérescence graisseuse du foie, néphrite
» catarrhale. »

A Rotterdam, en 1892, quatre-vingt-douze personnes
furent empoisonnées à la suite de l'ingestion de la viande
d'une vache abattue dans une ferme et qui paraissait saine.
Poels découvre dans la viande de cette vache un bacille
dont l'espèce est très voisine de celui de Gartner. Comme
ce dernier, il forme une grande quantité de toxines dont
l'effet n'est pas modifié par la cuisson.

L'ingestion de la viande d'une vache atteinte d'entérite
détermine, en 1893, à Breslau, un empoisonnement grave
chez quatre-vingts personnes. Kaensche trouve dans la
rate, le foie et le sang de souris qui avaient ingéré de la
viande incriminée :

« De petits bâtonnets, grêles, à bouts arrondis, deux
» ou trois fois plus longs que larges, se colorant faible-
» ment par l'aniline, ne prenant pas le gram et ne formant
» pas de spores. Ces microbes, très mobiles, présentent,
» par le procédé de Loffler, quinze à vingt cils formant
» autour du corps une auréole épaisse. Sur gélatine, les
» colonies superficielles apparaissent le premier jour
» sous l'aspect de formations grêles, membraneuses, d'un
» vert gris et brillantes, présentant à la loupe un système

» de fins rayons réfringents et anastomosés entre eux ; le
» deuxième jour, ces rayons deviennent confus et la colo-
» ration des colonies devient d'un blanc grisâtre. Les
» colonies profondes sont orbiculaires, à bords libres,
» finement granulées et de couleur vert brun. Pas de
» liquéfaction de la gélatine, ni de formation d'indol, ni
» de coagulation du lait. Ce bacille est pathogène pour
» la souris, le lapin, le cobaye et surtout pour le pigeon.
» A l'autopsie, après injection virulente sous-cutanée ou
» intra-péritonéale, on trouve les intestins enflammés, avec
» de grosses plaques de Peyer, et des bacilles nombreux
» dans la rate, le foie et le sang du cœur. Après injection
» de bouillon sans microbes, à l'autopsie, on constate de
» l'entérite avec tuméfaction de la rate. Ce bacille sécrète
» donc une toxine active qui a les mêmes propriétés que
» les cultures vivantes. »

En 1894, Basenau, à l'Institut hygiénique d'Amster-
dam, a découvert, dans la chair d'une vache atteinte de
fièvre vitulaire et abattue d'urgence, un microbe qu'il a
appelé « bacillus morbificans bovis », variété de coli :

« C'est un court bâtonnet, semblable à celui de la fièvre
» typhoïde, doué de mouvements, mesurant 1 à 2 p
» de long sur 0,3 à 0,4 de large, se colorant facile-
» ment par l'aniline, mais ne prenant pas le gram et ne
» formant pas de spores, facultativement anaérobie. Les
» colonies sur plaques ont l'aspect de celles du coli. Sur
» gélatine et agar, les cultures poussent bien et ont une
» teinte gris blanc ; sur pomme de terre, la couche est
» humide et jaune ; le bouillon se trouble et se recouvre
» d'un voile. Ce microbe ne coagule pas le lait. La végé-
» tation est nulle entre 0 et 8° ; les germes sont tués à
» 70° après une minute. Ces microbes sont pathogènes
» pour les souris, les rats, les cobayes, les lapins, les

» veaux et les chèvres, tandis que les chiens et les chats
» sont réfractaires. Les bouillons stériles ne produisent
» aucun effet. »

En 1895, Silberschmidt trouve un microbe très voisin
du coli dans de la viande salée et fumée d'un porcelet
abattu pour gastro-entérite ; une famille de sept personnes qui en avait mangé tombe malade et l'une d'elles en
meurt. Dans la viande, le sang et les organes des animaux
expérimentés il découvre :

« Un microorganisme en forme de bâtonnet très court,
» assez épais, aux extrémités arrondies, très mobile, avec
» quatre à huit cils colorables par la méthode de Loffler.
» Croît à l'abri de l'air, mais plus difficilement qu'en sa
» présence ; se colore facilement par l'aniline et se déco-
» lore par le gram ; quelquefois le centre reste incolore,
» tandis que les extrémités prennent la couleur. Pas de
» spores ni de vacuoles. Les cultures ressemblent abso-
» lument à celles du coli. Sur gélatine elles sont visibles
» en vingt-quatre heures. Les colonies superficielles appa-
» raissent sous forme de disques ronds, gris blanchâtres,
» avec une élévation centrale en forme de bouton. La
» gélatine n'est pas liquéfiée. En piqûre, le développe-
» ment se fait à la surface et dans la profondeur. Les
» colonies isolées ont la forme de petits grains ronds.
» Sur agar, après vingt-quatre heures, masse gris blan-
» châtre, humide, brillante. En bouillon glucosé, on a,
» après vingt-quatre heures, formation abondante de gaz.
» Sur pomme de terre, colonies rondes, élevées, humi-
» des, brillantes, jaunâtres. Ne coagule pas le lait.
» L'odeur des cultures est faible, bien moins désagréable
» que celle du coli. »

L'ingestion de viande rôtie, de boudin et de saucisses
provenant d'un porc détermina en 1896, dans la province

de Posen, une épidémie de botulisme ; un des malades mourut et Gunther, ayant fait à l'Institut bactériologique de Berlin une étude complète de la viande et du cadavre du décédé, retire du foie et de la rate de ce dernier :

« Des bâtonnets courts, doués de mouvements, se
» colorant irrégulièrement par la fuschine, le milieu pre-
» nant une couleur plus vive que les extrémités. Pas de
» gram. La méthode de Loffler y décèle deux à cinq cils
» très longs. Sur gélatine, ces microbes se comportent
» à peu près comme le coli. Sur agar, cultures abon-
» dantes, grises, transparentes, légèrement odorantes.
» Pas d'indol, ni de coagulat du lait, ni de modification
» chimique de ce dernier. En présence du bouillon gly-
» cosé les microbes se comportent comme le bacterium
» coli ; mais en bouillon lactosé, ils diffèrent quelque peu
» du coli : alors que le dernier donne en bouillon lactosé
» les mêmes modifications que dans le glycosé, les micro-
» bes de Gunther donnent quelques rares bulles de gaz
» et la réaction du liquide reste alcaline. Ces bacilles
» sont très pathogènes pour les souris, les cobayes ; les
» lapins résistent mieux et le chien reste réfractaire. »

Le coli se révèle directement par d'autres faits. Dineur, en 1896, étudia une épidémie de botulisme due à l'ingestion de saucisses faites avec de la viande de bœuf, de veau et de porc. Soixante-seize hommes sur cent cinquante-trois casernés à Anvers, qui avaient mangé de ces saucisses, furent gravement malades et un chat en mourut. Dans cette viande, qui ne présentait ni altération visible ni putréfaction, Dineur trouve :

« 1° Le bacterium subtilis peu abondant ; 2° un micro-
» coque assez volumineux, indéterminé, se colorant irré-
» gulièrement par gram, ne liquéfiant pas la gélatine, non

» pathogène pour le lapin et le cobaye ; 3° un microbe
» présentant les caractères généraux du coli-bacille :
» bâtonnets mobiles, pourvus de cils, ne prenant pas le
» gram. L'auteur distingue trois variétés de ces colis :
» *a*, une se développant très vite, donnant dans le bouil-
» lon, au bout de dix minutes, un trouble aussi intense
» que celui que donnerait le coli ordinaire au bout de
» vingt-quatre heures et présentant la réaction du bouil-
» lon lactosé de même que la manifestation de l'indol ;
» *b*, qui présentait seulement la même réaction de l'indol
» qu'un coli ordinaire ; et enfin la variété *c* qui présen-
» tait, atténuées, les propriétés du coli. La variété *a* était
» la plus toxique. »

Pouchet, en 1897, dans les *Annales d'hygiène et de
médecine légale*, décrit un coccus trouvé dans de la viande
de porc qui avait déterminé dans le département du Nord
une épidemie de hog-choléra.

II

Les bacilles ne sont pas seulement les germes que l'on rencontre dans les viandes malsaines. Mais si les genres coli ont été relativement beaucoup signalés, il n'en est pas de même pour le Protéus et pour les microbes de la putréfaction.

Voici les épidémies au cours desquelles ils ont été signalés :

En 1887, éclatent dans une caserne plusieurs cas d'empoisonnement dus à des viandes et à des saucissons. Johne de Dresden trouve, dans les échantillons de viandes incriminées, le Protéus mirabilis de Hauser.

Schroder, en 1892, trouve, dans des échantillons de viande de vache malade, le protéus accompagné du prodigiosus et du bacillus subtilis.

En 1893, Lévy trouve, sur de la viande conservée dans une glacière, à Strasbourg, un protéus extrêmement virulent qui formait une croûte épaisse autour de la viande.

Silberschmidt, en 1899, trouve dans un saucisson, dont l'ingestion avait produit des troubles intestinaux chez plusieurs personnes, un grand nombre de protéus. Ce saucisson avait été fait pendant les fortes chaleurs avec de la viande de porc absolument saine, mais le fumage avait été très court.

Gucksmann, en 1899, observa aussi des protéus, des

coli et des microbes de la putréfaction dans des saucisses faites avec de la viande d'un porcelet qui avait contracté de la pneumonie. Les personnes qui avaient mangé de cette viande cuite n'eurent aucune indisposition. Seules, celles qui consommèrent des charcuteries furent atteintes d'entérite.

La flore microbienne des viandes insalubres se termine par le bacillus botulinus découvert par Van Emmergen. En voici la description :

« C'est un bacille anaérobie obligatoire, d'assez grande
» taille, de 4 à 6 μ de longueur sur 0,9 à 1,2 μ de lar-
» geur; ses extrémités sont un peu arrondies ; les articles
» sont quelquefois réunis par deux ou disposés en un
» filament fragmenté. Il est peu mobile : quatre à huit
» cils implantés irrégulièrement, non colorables par la
» méthode Loffler. Il prend le gram, se développe de vingt
» à trente heures dans un milieu alcalin à 35°, il ne pro-
» duit plus de toxines. Sur gélatine, les colonies for-
» ment des amas ponctués dont les plus périphériques
» sont mobiles et liquéfient la gélatine. Les cultures ont
» une odeur rance butyrique, mais non désagréable. »

Le botulinus se trouve très peu dans la nature, et quand on veut le découvrir dans les jambons ou les saucissons, il faut le chercher au centre. Il se multiplie assez difficile- ment, mais donne des toxines d'une virulence extrême. Ce sont les toxines qui procurent les empoisonnements, le microbe étant tué par les sucs digestifs.

Maintenant que nous avons passé en revue les trois es- pèces de microbes que l'on retrouve dans les viandes mâl- saines, revenons un peu en arrière, et tâchons de faire voir le rôle que chacun d'eux joue dans les intoxica- tions.

Les microbes que Caafky et Paak, Gartner, Van Emmergen, Kæensche et Gunther ont observés peuvent être décrits en commun de la manière suivante :

Ce sont de petits bacilles, deux ou trois fois plus longs que larges, à bouts arrondis, souvent associés deux à deux, ayant des cils, ne prenant pas le gram, se colorant par les couleurs d'aniline, ne formant pas de spores, aérobies, et moins souvent anaérobies. Ils cultivent sur différents milieux, poussent vite sur agar sous forme d'un enduit visqueux, gris-blanc, ne liquéfiant pas la gélatine, ne donnant pas la réaction de l'indol.

Les différences sont peu importantes ; elles portent sur quelques détails de morphologie suivant la manière dont ils prennent la matière colorante, sur quelques particularités relatives à l'aspect des cultures, et surtout en ce que certains sont toxiques après stérilisation des cultures, tandis que d'autres ne le sont pas. Ainsi, ils peuvent être rangés dans un groupe commun, celui des coli.

Quant aux divers protéus que l'on a rencontrés, la question de leur rôle pathogène est encore controversée : ce microbe est rangé parmi les microbes de la putréfaction, et il semble le plus souvent inoffensif. En un mot, il pourrait bien s'agir d'association microbienne dont le rôle est si considérable en pathologie.

Le bacillus botulinis arrive enfin et demande une place à part, tant par la façon dont il n'est trouvé que dans les viandes conservées, tant par le syndrome clinique qu'il produit : arrêt de sécrétions, ophtalmoplégie externe, dysphagie, constipation rebelle, asthénie, apyrexie, paralysie bulbaire, qui ne ressemblent en rien au syndrome digestif que donnent les coli.

III

Les auteurs étrangers, belges, allemands..., ont été les seuls à décrire la flore microbienne, soit des viandes insalubres, soit des déjections ou autopsies des malades ayant succombé. En France, Portet (Toulouse) a fait des expériences, mais dans un autre sens. Il s'est procuré, à l'abattoir, des viandes qui avaient été saisies, les a ensemencées de suite après la saisie et quelques jours plus tard.

Voici son manuel opératoire : il flambait la partie extérieure des viandes et, avec une pipette stérilisée, il aspirait du suc musculaire dans l'intérieur et l'ensemençait. Il répétait ces opérations deux, trois, quatre jours de suite, de façon que certaines de ses observations portent sur des viandes putréfiées. Il a obtenu, procédant de la sorte, les résultats suivants :

1° Les viandes provenant d'animaux malades ou étiques sont généralement septiques, non seulement après un certain temps de conservation, mais encore à l'état frais;

2° Les microbes qu'on a trouvés le plus souvent sont, en premier lieu, le coli commun ; puis viennent le streptocoque, le staphylocoque, et, au bout de peu de temps, des bactéries de la putréfaction ;

3° On doit aussi se demander d'où viennent les microbes que l'on rencontre d'une façon presque constante dans la chair des animaux malades : viennent-ils du sang ? viennent-ils de l'intérieur ? La question n'a jamais été bien tranchée. La présence des microbes dans le sang a été démontrée pour bien des maladies. On sait que l'on trouve le pneumocoque dans le sang des pneumoniques, le bacille d'Eberth dans celui des typhiques, le streptocoque et le staphylocoque dans les cas d'infection puerpérale.

L'envahissement des microbes a-t-il lieu avant ou après la mort? D'après Macaigne et Lesage, l'envahissement aurait lieu *post mortem* et peut-être aussi dans les dernières heures de l'agonie.

Mais si les microbes pyogènes se trouvent constamment dans les viandes malades, peut-il y en avoir dans les viandes saines ? Assurément non ; tout au moins dans les premières heures après la mort. Mais il peut se produire que dans les manipulations ultérieures : équarrisseurs, bouchers, contact sur l'étal avec des viandes contaminées, des inoculations puissent se faire, la viande et le sérum musculaire étant un milieu de culture excellent. De ce qui précède, on voit qu'il y a concordance absolue entre les travaux français et les travaux étrangers.

Qu'on les appelle bacilles de Gartner, de Gaafky, d'Emmergen ou de Gunther, ces microbes appartiennent tous au type coli ; et les milieux dans lesquels ils vivent, les conditions climatériques peuvent, jusqu'à un certain point, faire varier légèrement l'espèce.

En un mot, c'est surtout le genre coli qu'il faut, la plupart du temps, incriminer.

IV

La pénurie des accidents constatés en France peut être
due à plusieurs causes. Ainsi en Allemagne, d'où nous
viennent pour ainsi dire tous les renseignements pour la
flore microbienne, on consomme les viandes d'abord en
très grande quantité, et ensuite d'une façon toute diffé-
rente qu'en France.

Là-bas, on consomme avec furie les charcuteries;
à toute heure de la journée, dans les brasseries, on mange
saucisses, saucissons, jambons, pâtés de viandes, etc.
Il est évident que, dans ces circonstances, on peut rele-
ver plus d'accidents qu'en France.

Souvent aussi dans les classes pauvres, on achète de
grands quartiers de viande que l'on fait cuire le samedi
et que l'on sert à chaque repas. Au bout de la semaine,
surtout par les chaleurs humides, cette viande subit un
commencement d'altération.

Dans certaines contrées même, on consomme la viande,
soit presque crue, soit desséchée.

Il est donc bien démontré que la toxicité des viandes
est due à la présence (ante mortem ou post mortem, peu
importe) d'un bacille du genre coli et que c'est ce bacille
ingéré qui détermine des accidents d'entérite.

Il nous reste à voir maintenant quelle est l'influence
des chaleurs sur les viandes, qu'elles soient insalubres ou

non ; et quels sont les moyens prophylactiques que l'on peut employer pour empêcher les accidents.

C'est la présence de microorganismes qui rend les viandes toxiques. Comme prophylaxie, il y a deux remèdes : il faut d'abord que les visites sanitaires des viandes soient faites consciencieusement et qu'ensuite il règne chez les bouchers et les charcutiers une extrême propreté. Telles sont les deux règles, et les deux seules qui permettent d'avoir de la viande salubre.

En été, ou plutôt aux grandes chaleurs, les conditions dans lesquelles on livre la viande à la consommation sont les mêmes. Aucun facteur nouveau n'intervient, sinon la brièveté du temps que met la viande à se décomposer. Par conséquent, il faudra parer autant que possible à cet accident, ce qui fera le sujet du chapitre suivant.

PROPHYLAXIE. — SAISIE DES VIANDES

I

« Croire qu'on peut, comme pour la loi sanitaire de
» 1881, faire une nomenclature fermée comprenant les
» maladies qui rendent la viande impropre à la consom-
» mation est une erreur ; car il n'est pas nécessaire, pour
» qu'une viande soit malsaine et dangereuse, qu'elle
» provienne d'un animal malade. Il suffit que cette viande
» soit mal préparée, soumise à une température élevée
» ou qu'elle ait subi un long transport pour qu'elle de-
» vienne toxique. Le bœuf jeune, le mouton hydroémique,
» le bœuf ou le cheval étiques ne sont pas, à proprement
» dire, des maladies ; leur viande ne doit pas moins en
» être prohibée. On ne peut donc établir une nomencla-
» ture complète. C'est à l'inspecteur de boucherie qu'il
» appartient de connaître les qualités que doit présenter
» une viande pour être livrée à la consommation ; c'est à
» lui à savoir les causes multiples qui doivent motiver la
» saisie. » (Leblanc, Académie de médecine, séance du
4 juin 1895.)

En dehors des maladies contagieuses inscrites dans la
loi sanitaire des affections transmissibles à l'homme

pour lesquelles aucun doute n'est possible, des animaux crevés, des viandes corrompues, des animaux trop jeunes, on peut dire que l'inspection des viandes se résume en ces mots : refuser quand la maladie a laissé dans les tissus des lésions ou des modifications notables.

En France, dans toutes les grandes villes, il existe un ou plusieurs vétérinaires pour l'inspection des viandes. Aucune viande ne peut être livrée à la consommation sans avoir été estampillée par le vétérinaire inspecteur. On divise ces viandes en trois catégories.

Parfois, il arrive que dans certaines lésions : tuberculose localisée, ladrerie, etc., le vétérinaire n'en saisit qu'une seule partie; la partie jugée mangeable est livrée à la consommation avec l'estampille « troisième qualité ». Il est bien évident que ces viandes, soit conservées pendant un certain temps, soit mal préparées, peuvent donner lieu à des accidents.

On devrait, en pareilles circonstances, imiter l'Allemagne. Dans les grandes villes, quand une viande est saisie partiellement, on fait bouillir la partie jugée bonne dans des étuves spéciales (dont nous n'avons pas à décrire ici le mécanisme) à la température constante de 110 degrés. Elle est ensuite livrée à bas prix au commerce et, dans la classe pauvre, elle est appréciée.

Il serait aussi très désirable d'imiter l'Allemagne dans l'inspection des viandes, dont le service fonctionne bien mieux qu'en France. Pour n'en donner qu'une idée, voici des chiffres : à Berlin, il y a 55 vétérinaires chargés de l'inspection, plus 600 surveillants ou aides. Et combien à Paris ? 10 vétérinaires et 14 surveillants.

Par conséquent, si l'on veut éviter des accidents, surtout en été, il suffit d'être très sévère pour les saisies. Tout est là.

Nous avons aussi remarqué qu'une des causes de la toxicité des viandes, surtout en été, réside dans la durée du temps pendant lequel les viandes « stagnent », pour ainsi dire, dans les entrepôts ou chez les bouchers, là où la contamination peut se faire directement et très rapidement. Il serait à souhaiter que toutes les villes imitassent celle de Dijon. Dans cette ville, on a annexé à l'abattoir un local où fonctionnent deux machines frigorifiques, système Fixary, et pour lequel la municipalité s'est imposé un emprunt de 150.000 francs, amorti en 30 annuités. Pour l'amortissement, le droit d'abat a été augmenté de 0 fr. 10 par bête. On peut conserver la viande de huit à quinze jours dans cet appareil et l'on évite ainsi un trop long séjour chez les bouchers.

Il reste enfin un dernier moyen prophylactique, mais on ne devrait pas être trop exigeant pour l'obtenir. Il faudrait que les boucheries soient, sinon des pièces qui répondraient à toutes les règles d'hygiène, mais au moins des locaux bien propres, dont les murs seraient recouverts de briques vernissées pouvant se laver à l'éponge humide, bien aérés, dans lesquels on pourrait établir un courant d'air et où les séparations des viandes de toutes qualités pourraient être faites ; locaux dans lesquels l'étalage de vieux quartiers de viande (viande de déchet) serait défendu pour éviter la contagion des viandes saines qui, sous l'influence d'une élévation de température, deviendraient un excellent bouillon de culture.

On devrait, en outre, exiger que les charcuteries soient confectionnées avec des viandes spéciales et fraîches. Les charcutiers ne se gênent pas pour faire rentrer dans leurs produits de porc toutes sortes de viandes, voire même les plus mauvaises.

Ce serait demander peut-être un peu trop pour le moment ; mais il faut espérer que l'hygiène réglementera un jour les boucheries comme elle réglemente les abattoirs.

II

Maintenant que nous avons passé en revue toutes les causes qui font que la viande est plus toxique en été et tous les moyens capables d'y remédier, voyons un peu dans le midi de la France et dans le nord de l'Afrique, s'il y a eu des accidents d'empoisonnement par les viandes et surtout par la viande de porc en particulier.

On sait que la consommation du porc est défendue aux fidèles du Coran. Serait-ce parce que cette viande serait plus toxique que les autres, ou pour une autre raison ? Nous ne le savons. Voici d'ailleurs le résultat de notre enquête :

A Bône (Algérie), on consomme du porc pendant toute l'année à l'état frais et à l'état de charcuterie. Le secrétaire du bureau d'hygiène nous a affirmé qu'il n'avait jamais reçu de rapports ayant trait à des empoisonnements épidémiques.

La viande n'est pas plus toxique qu'en France ; elle n'a qu'un défaut : elle est généralement plus pâle, car les animaux sont anémiés par le soleil et par le paludisme. On n'a jamais apporté à l'hôpital de Bône d'individu empoisonné par la viande et il n'y a jamais eu en ville de décès dû à l'ingestion de viande contaminée, à ce que nous ont affirmé la plupart des médecins de l'hôpital de Bône.

Il en est de même pour Oran. La viande de porc est consommée pendant toute l'année et l'on ne relate pas d'accidents.

A Perpignan (Pyrénées-Orientales), le porc est consommé de même toute l'année. Le secrétaire du bureau d'hygiène nous a dit qu'il avait eu connaissance (mais non à titre officiel) d'accidents provenus à la suite d'absorption d'un morceau de viande de porc conservé par le système frigorifique. Cela est survenu dans un restaurant où une douzaine de pensionnaires ont eu un embarras intestinal, avec coliques et diarrhée pendant un jour environ.

Au bureau de l'octroi, on nous a dit qu'il n'y avait pas eu de saisie de viande de porc depuis longtemps (trois ans environ). Il n'y a pas eu d'accidents dus à la consommation de charcuterie durant l'année. Il n'y a pas eu non plus d'accidents dus à d'autres viandes.

A Béziers, on ne consomme du porc pendant l'été que depuis cette année-ci seulement. Nous avons interrogé plusieurs médecins et quelques membres du conseil d'hygiène. Il nous a été répondu qu'il n'y avait pas eu un seul accident pendant l'été 1903.

A Valence (Drôme), la viande de porc est consommée pendant toute l'année, et depuis trois ans il n'y a eu aucun cas d'empoisonnement.

Draguignan (Var) ne nous a fourni, depuis cinq ans, aucun accident d'intoxication par la viande de porc consommée en été.

De ce qui précède, il résulte qu'il n'y a aucun motif sérieux qui puisse faire empêcher la consommation de la viande de porc en été. Cette viande est aussi nutritive que les autres ; en outre, elle renferme beaucoup plus de graisse et se paye moins cher que celle de bœuf, de veau et de mouton.

Au point de vue légal, une ville n'a pas le droit d'empêcher la consommation de telle ou telle viande. Son rôle se borne à faire quelques restrictions portant sur des détails qui sont soumis au Conseil d'hygiène de cette ville.

CONCLUSION

En résumé, d'après ce que nous avons exposé, la toxicité des viandes est due à la présence de microorganismes. Ces microbes sont, d'abord et dans tous les cas, le coli-bacille ou plusieurs espèces voisines du coli-bacille présentant la plupart des réactions de ce microbe, en second lieu des streptocoques et des staphylocoques qui ne jouent qu'un rôle d'association. En effet, dans toutes les viandes toxiques on a trouvé le coli-bacille et, à titre secondaire, une fois sur deux en moyenne, le streptocoque et le staphylocoque.

On trouve aussi le bacillus botulinis, microbe anaérobie, qui existe dans les charcuteries, surtout en Allemagne. Cela provient d'un défaut de salaison ou plutôt d'un manque de propreté dans la fabrication des charcuteries.

Viennent enfin tous les microbes de la putréfaction qui, par eux-mêmes ou par leurs toxines, ne procurent pas d'accidents, mais qui favorisent l'infection d'une viande par le coli-bacille.

Comme prophylaxie, le coli-bacille existant dans toutes les viandes insalubres et se développant dans les viandes quelquefois saines, mais dans un état avancé de putréfaction, c'est contre lui que doivent se porter tous nos efforts pour enrayer ses ravages ; et pour cela il faut être impitoyable pour la saisie des viandes dans les boucheries. Pendant l'été, la putréfaction étant plus rapide, il faut redoubler de prudence.

Somme toute, la viande de porc n'est pas plus toxique que les autres et est aussi nourrissante ; la vente doit en être autorisée en toute saison.

INDEX ALPHABÉTIQUE

Académie de Médecine. — Veaux atteints de pneumo-entérite aiguë et chronique due à une phlébite ombilicale. 28 mai et 1ᵉʳ juin 1895.

Annales d'hygiène publique, 1902. — Accidents d'intoxication par des viandes de conserve.

BRESLAUER, AERTZL, ZEITSCH, 1888. — Accidents de Frankenhausen.

DARDE ET VIGER. — Intoxication par la viande de veau. Archives de Médecine et de Pharmacie militaire, 1895.

DENYS. — Bulletin académie de Médecine de Belgique, 1894.

DINEUR. — Archives médicales. Belgique 1897.

Dictionnaire encyclopédique des sciences médicales, 2ᵐᵉ série, tome XXVII, p. 785. Ptomaïnes (Pouchet).

DROUINEAU. — Etude critique des intoxications alimentaires (Thèse Lyon, 1893).

VAN EMMERGEN. — Bulletin Académie de Médecine de Belgique. Contribution à l'étude des intoxications alimentaires (Gand 1897).

— Des empoisonnements par la viande (Académie royale de Médecine de Belgique 1895).

— Recherche sur les empoisonnements produits par la viande de veau à Noorseele (Bruxelles 1892).

A. GAUTIER. — Les toxines microbiennes et animales (Paris 1896).

Journal d'hygiène 1899, p. 93 (Anglais et Américains).

MOROT. — Réglementation des motifs de saisie dans les abattoirs en France et à l'étranger (Besançon, 1899).

— Les viandes impropres à l'alimentation humaine.

— Justification des motifs de saisie. Nécessité d'une réglementation uniforme. (Congrès vétérinaire, Paris 1900.)

Nocard. — Epizooties. Encyclopédie d'hygiène, tome 1, p. 779.

Polin et Labit. — Examen des viandes suspectes. Paris 1892.

Pouchet. — Annales d'hygiène publique et de médecine légale, 1897.

Portet. — Les microbes de la viande, leur rôle dans les intoxications alimentaires (Thèse Toulouse, 1900).

Piquet. — Etude sur les intoxications alimentaires d'origine carnée (Thèse Paris, 1894).

Roser. — Animaux surmenés. Analyse in Annales d'hygiène publique et de médecine légale, 2me série, tome XVII, p. 456.

Richard. — Etude sur les intoxications alimentaires (Thèse Paris, 1900).

Villain. — Les viandes insalubres (Asselin et Houzeau, éditeurs, 1900).

Vallin. — Intoxication alimentaire de la viande de veau (Revue d'hygiène, tome 17).

Vibert. — Toxicologie.

Weil et Gabriel Roux. — Le coli-bacille dans les viandes (Province Médicale, 1889).

www.ingramcontent.com/pod-product-compliance
Ingram Content Group UK Ltd.
Pitfield, Milton Keynes, MK11 3LW, UK
UKHW021133140726
13695UKWH00004B/1862